AF499837

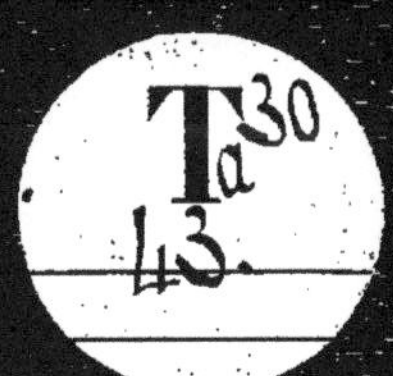
Ta30
43.

PUBLICATIONS DU *PROGRÈS MÉDICAL*

VAISSEAUX LYMPHATIQUES
DU LARYNX

Vaisseaux lymphatiques de la portion sous-glottique
Ganglion pré-laryngé

PAR

Le Dr Paul POIRIER

Prosecteur, Agrégé de la Faculté.

PARIS

AUX BUREAUX DU
PROGRÈS MÉDICAL
14, rue des Carmes, 14.

A. DELAHAYE & E. LECROSNIER
ÉDITEURS
Place de l'École de Médecine.

1887

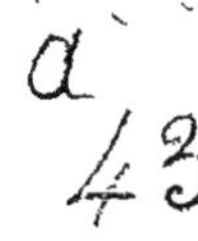

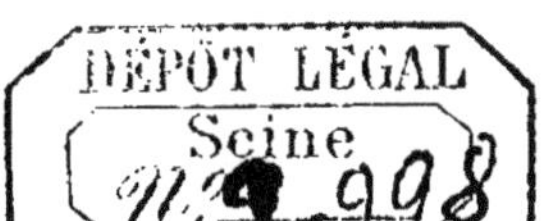

VAISSEAUX LYMPHATIQUES

DU LARYNX

Vaisseaux lymphatiques de la portion sous-glottique. Ganglion pré-laryngé.

Le système lymphatique du larynx est remarquable par son développement; toutefois, au dire des anatomistes, tant Français qu'étrangers, il faut distinguer dans cet organe deux régions essentiellement différentes au point de vue du nombre et de l'importance des vaisseaux lymphatiques ; une région sus-glottique dans la muqueuse de laquelle les lymphatiques « s'étalent avec une prodigieuse richesse », et une région sous-glottique « où ces vaisseaux ne forment plus qu'un réseau délié à mailles assez larges ». Tous les auteurs s'accordent à dire que cette différence s'accentue au fur et à mesure que l'on descend vers la trachée et aucun ne parle des vaisseaux lymphatiques de la région moyenne ou ventriculaire.

En conséquence, il n'est question dans les descriptions que des troncs lymphatiques qui partent du réseau sus-glottique et qui traversent la membrane thyro-hyoïdienne pour se rendre dans les ganglions situés autour de la bifurcation des carotides. Seul, M. le professeur Sappey, dans son magnifique ouvrage sur les vaisseaux lymphatiques chez l'homme et les vertébrés, décrit et représente quelques ramuscules provenant de la partie sous-glottique de la muqueuse laryngée qui contournent le bord inférieur du cartilage cricoïde pour se rendre dans les très petits ganglions qui entourent la partie terminale des nerfs récurrents. (Sappey, vaisseaux lymphatiques chez l'homme et chez les vertébrés, 1874.)

Des recherches de contrôle entreprises sur ce sujet m'ont conduit à des résultats sensiblement différents de ceux qu'enseignent les anatomies classiques. Ayant souvent rencontré dans mes dissections, un ou deux ganglions lymphatiques, au-devant de la membrane crico-thyroïdienne, dans le V formé par les muscles crico-thyroïdiens, je me demandai quels pouvaient être leurs lymphatiques afférents; disséquant ces ganglions avec précaution et sous la loupe je pus voir qu'ils recevaient par leur face profonde plusieurs troncs sortis du conduit laryngien par les trous de la membrane crico-thyroïdienne. Les suivre au-delà était impossible, mais il était permis de soupçonner que ces vaisseaux provenaient de la portion sous-glottique du larynx. Pour contrôler cette hypothèse je résolus d'injecter au mercure, par le procédé ordinaire, les lymphatiques de la muqueuse laryngée dans sa moitié inférieure. J'avais appris que le réseau lymphatique de la portion sous-glottique était extrêmement délié et difficile à injecter même pour les plus habiles ; aussi ma surprise fut assez grande de voir, dès la première piqûre toute la muqueuse de la région sous-glottique, y compris la face interne de la corde vocale inférieure se recouvrir instantanément d'un magnifique réseau à mailles si serrées que la muqueuse disparaissait à peu près complètement sous la fine dentelle de mercure. *Ayant alors retourné la pièce, je constatai que plusieurs troncs lymphatiques injectés traversaient la membrane crico-thyroïdienne et se jetaient dans le ganglion pré-laryngé dont j'ai parlé plus haut.*

J'ai renouvelé vingt fois l'expérience avec le même succès. J'attribue la réussite de mes injections à ce fait que, n'ayant pas alors à ma disposition de larynx frais d'adultes, je m'étais servi de larynx d'enfants de 1 à 7 ans. Plus tard j'ai repris les injections sur des larynx

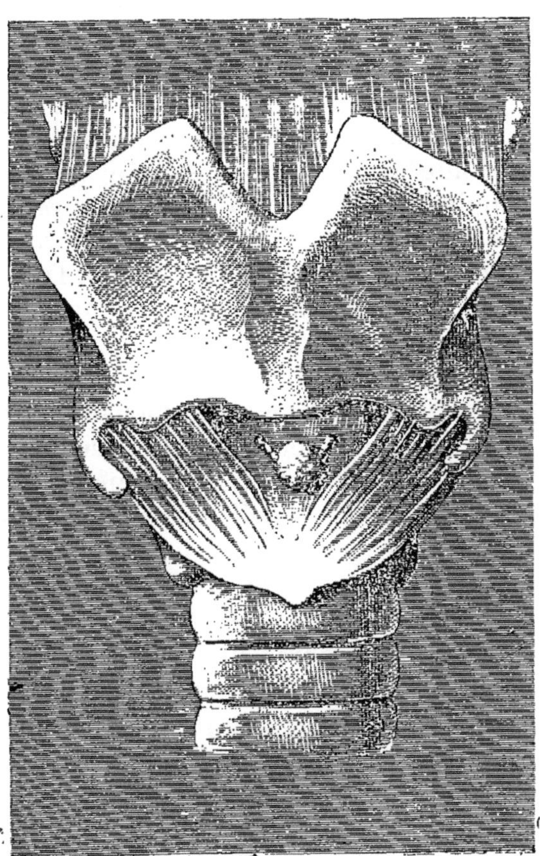

Ganglion pré-laryngé.

d'adultes et j'ai remarqué que les difficultés augmentent avec l'âge du sujet : c'est ainsi que sur les sujets âgés on ne réussit que très rarement à injecter l'ensemble du réseau laryngien, qui apparaît alors très délié et beaucoup moins développé que sur les larynx d'enfants ou d'adultes. Chez les vieillards, la muqueuse laryngée est plus lisse et beaucoup moins épaisse ; elle paraît avoir subi une sorte d'atrophie et l'élément lymphatique, dominant chez l'enfant et le jeune (âges des laryngites) n'y est plus que faiblement représenté. Cette atrophie ne porte pas seulement sur le réseau lymphatique de la muqueuse ; elle s'étend, je crois, jusqu'aux ganglions qui reçoivent les troncs partis de ce réseau ; je le dirai plus loin à propos du ganglion pré-laryngé.

Ce fait d'une atrophie progressive et normale du système lymphatique n'est d'ailleurs pas particulier au larynx ; je l'avais déjà noté, il y a plusieurs années, en injectant les lymphatiques du testicule à l'occasion d'un concours de prosectorat. Je tiens de mon très honoré maître M. le professeur Sappey qu'après avoir essayé, pendant bien longtemps et toujours sans succès, d'injecter les lymphatiques de la muqueuse utérine il réussit pour la première fois un jour que par hasard et presque sans espoir il piquait la muqueuse du col utérin sur une enfant. Aussi faut-il conseiller à tous ceux qui se livrent à des recherches sur le système lymphatique de choisir des jeunes sujets pour commencer ; les cadavres d'enfants de 2 à 9 ans, ni trop frais, ni trop avancés, c'est-à-dire après cinq jours en hiver et deux en été, me paraissent mériter la préférence.

Pour injecter les lymphatiques de la portion sous-glottique du larynx il convient de procéder de la manière suivante : inciser le conduit laryngo-trachéal sur la ligne médiane postérieure et l'épingler sur une plaque de liège en écartant fortement les lèvres de l'incision de façon à bien étaler la surface muqueuse ; balayer et humecter cette surface avec un filet d'eau ; enfin piquer superficiellement et obliquement avec la canule de verre très effilée du tube à injection mercurielle un point quelconque de la région sous-glottique. Neuf fois sur dix l'injection se répand avec la rapidité que l'on sait et envahit, presque instantanément, un champ plus ou moins vaste de la région; bientôt elle s'arrête, mais pour peu que l'on attende quelques secondes elle reprend d'elle-même sa marche envahissante et au bout d'un temps qui varie de deux à cinq minutes, tous les lymphatiques de la région sous-glottique, y compris les

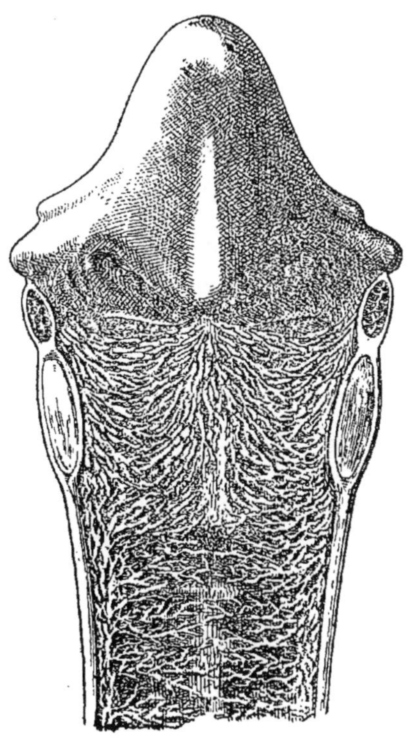

Lymphatiques de la portion sous-glottique.

troncs et les ganglions, sont injectés. Au cours de l'injection on voit le mercure s'échapper en fines gouttelettes par les lymphatiques coupés lors de la section du larynx ; pour éviter cet inconvénient et obtenir une injection durable il suffit de cautériser au fer rouge les lèvres de la section ; le mercure, qui ne peut plus s'échapper latéralement gagne alors de proche en proche, en bas le réseau lymphatique de la trachée, en haut les lymphatiques de la muqueuse ventriculaire. J'ajoute que dans ces injections la colonne mercurielle ne doit pas dépasser, sous peine de rupture, une hauteur de quinze à vingt centimètres.

Réseau lymphatique de la portion sous-glottique du larynx. — Il est formé d'un lacis extrêmement riche et serré de vaisseaux lymphatiques sous lesquels la muqueuse disparaît presque entièrement après une injection réussie (1). En bas, il se continue, sans démarcation, avec le réseau lymphatique également très développé de la muqueuse trachéale; en haut, il paraît s'arrêter brusquement au voisinage du bord libre de la corde vocale inférieure. Je dis il paraît, car je ne crois pas que la muqueuse qui tapisse la corde vocale soit dépourvue de vaisseaux lymphatiques, même dans la portion amincie qui constitue son bord libre. Je pense que ces vaisseaux existent là comme dans le reste de la muqueuse laryngée; ils y sont seulement plus rares et plus petits que dans les autres points; comme, d'ailleurs, la muqueuse se dessèche très rapidement à ce niveau, on comprend que ces vaisseaux ne se laissent pas pénétrer par l'injection. En effet, en observant à la loupe les pièces que j'ai déposées au musée de la Faculté, on peut voir que le réseau lymphatique, qui s'avance jusqu'à 1 millimètre du bord libre de la corde vocale inférieure ne s'y termine point d'une façon régulière : çà et là, de très petits vaisseaux s'en détachent et s'avancent vers le bord libre de la corde vocale ; le mercure les a pénétrés en partie, puis il n'a pu aller plus loin, sans doute pour les raisons que j'ai données plus haut.

La même particularité s'observe lors de l'injection des lymphatiques de la portion sus-glottique : le réseau qui

(1) Notre planche n'en donne qu'une représentation incomplète.

tapisse les parois vestibulaires de la muqueuse envahit les cordes voçales supérieures et descend jusqu'à leur bord libre, mais en se raréfiant de plus en plus.

En avant, dans l'angle d'insertion des cordes vocales inférieures, au thyroïde, et en arrière, sur la face interne des aryténoïdes, les mailles du réseau sous-glottique s'allongent dans le sens vertical et ainsi sont formés deux groupes ou pinceaux de vaisseaux lymphatiques intra-muqueux qui gagnent la région ventriculaire et se confondent avec le réseau lymphatique de celle-ci.

Réseau lymphatique de la région ventriculaire. — Bien qu'il ne soit pas décrit dans les anatomies, à ma connaissance, du moins, ce réseau existe. Je l'ai injecté par hasard en piquant la muqueuse sous-glottique, mais on réussit assez facilement à l'injecter par piqûre directe. Ce réseau est aussi riche que ceux des régions sus et sous-glottique, avec lesquels il se continue.

Troncs lymphatiques. — Les troncs lymphatiques qui partent du réseau laryngé doivent être divisés en supérieurs et inférieurs. Les premiers seuls ont été signalés ; il est juste d'ajouter qu'ils sont les plus nombreux et les plus importants. On sait qu'ils se partagent en deux groupes, composés chacun de quatre ou cinq vaisseaux, qui convergent vers les parois latérales du vestibule du larynx pour traverser la membrane thyro-hyoïdienne et se rendre dans les ganglions situés autour de la bifurcation des carotides primitives. C'est en ce dernier point que l'on cherche d'ordinaire et avec raison les adénites symptomatiques d'une affection laryngée.

Les troncs lymphatiques inférieurs, qui partent du réseau sous-glottique, affectent un tout autre trajet et une terminaison bien différente. Ils ont échappé jusqu'ici à l'observation des anatomistes. Au nombre de 3 à 5, ils traversent la membrane crico-thyroïdienne et se rendent tantôt dans un ou deux ganglions placés au-devant de cette membrane, ganglions pré-laryngés, tantôt dans des ganglions latéraux, sur les parties latérales et inférieures du larynx, entre cet organe et la carotide primitive, mais toujours plus rapprochés du conduit laryngien. C'est tantôt par un trou médian, tantôt par des trous latéraux de la membrane crico-thyroïdienne qu'on voit sortir les troncs lymphatiques de la portion sous-glottique : le plus souvent ils suivent le trajet de l'artère laryngée inférieure et de ses rameaux perforants.

Ganglion pré-laryngé. — Les anatomies classiques non plus que les ouvrages spéciaux sur l'anatomie du larynx ou du système lymphatique, ne font point mention de ce ganglion ; seul, Tillaux (Anat. Top., 1882, p. 413) dit avoir trouvé souvent un ou deux ganglions lymphatiques dans l'espace crico-thyroïdien. La présence de ce ganglion est cependant fréquente, presque ordinaire, car on le rencontre sur la moitié des sujets environ. Je l'ai recherché sur une centaine de cadavres et je l'ai rencontré 49 fois. Il paraît résulter de mes observations qu'il peut s'atrophier et disparaître chez le vieillard, puisqu'il existait 19 fois sur 33 sujets de 1 à 9 ans, et seulement 30 fois sur 67 sujets adultes ou très âgés.

De grosseur variable avec l'âge des sujets, gros comme un pois chez l'adulte, quelquefois très petit et difficile à trouver chez l'enfant, ce ganglion pré-laryngé est placé au-devant de la membrane crico-thyroïdienne, au milieu de la graisse et des ramuscules artériels et veineux qui remplissent le V circonscrit par les muscles crico-thyroïdiens. Le plus souvent médian il se cache parfois sous le bord interne de l'un ou l'autre muscle crico-thyroïdien. Enfin, une fois sur six en moyenne, on rencontre deux ganglions pré-laryngés au lieu d'un.

Lorsque le ganglion pré-laryngé manque, les troncs

lymphatiques de la région sous-glottique, après avoir traversé la membrane crico-thyroïdienne, passent au-devant du muscle crico-thyroïdien pour gagner les ganglions laryngés inférieurs dont j'ai parlé plus haut. — Deux fois, j'ai vu ces troncs, après avoir perforé la membrane crico-thyroïdienne, remonter en passant au-devant du cartilage thyroïde jusqu'à un ganglion situé latéralement vers le bord supérieur de ce cartilage : on peut voir un exemple de cëtte disposition rare dans les pièces déposées au musée.

En résumé : la muqueuse laryngée possède un réseau lymphatique qui occupe la couche la plus superficielle du derme muqueux : ce réseau, également développé dans les régions vestibulaire, ventriculaire et sous-glottique s'appauvrit très notablement au niveau du bord libre des cordes vocales, de l'inférieure surtout.

Les troncs lymphatiques qui partent de ce réseau doivent être divisés en supérieurs et inférieurs. D'une façon générale ils suivent le trajet des artères laryngées supérieure et inférieure, si bien que leur disposition dans le larynx confirme une fois de plus la loi du développement parallèle des vaisseaux à sang rouge et de ceux à sang blanc.

Les ganglions qui reçoivent les lymphatiques du larynx sont répartis en plusieurs groupes : les supérieurs sont situés de chaque côté au niveau de la bifurcation de la carotide primitive ; les inférieurs, plus petits, sont placés au-devant de la membrane crico-thyroïdienne (ganglion pré-laryngé) ou sur les côtés du cartilage cricoïde au fond du sillon que forme l'accollement du larynx et des vaisseaux carotidiens.

Cette étude anatomique comporte un certain nombre de déductions pathologiques.—Je pense que les adénites consécutives aux affections laryngées, aiguës ou chroniques, peuvent se manifester dans tous les ganglions qui reçoivent les troncs lymphatiques émanés du réseau laryngien.— Il me semble qu'un certain nombre de tumeurs, d'abcès et de fistules, dont la pathogénie est encore obscure, peuvent être rapportés à des affections du ganglion pré-laryngé. — Je suis sûr qu'un certain nombre d'abcès de la région sous-hyoïdienne ne sont que des adénites suppurées de ce ganglion : il serait aisé, en parcourant les auteurs, d'en recueillir de nombreux exemples ; et pour ma part, j'en ai observé un cas depuis que mon attention est fixée sur ce point. Pendant l'hiver 1886-1887 j'ai pu montrer plusieurs fois aux élèves qui disséquaient dans mon pavillon des hypertrophies du ganglion pré-laryngé.—En même temps que je présentais à la Société anatomique (séance du 22 avril) les pièces injectées à l'aide desquelles j'ai fait cette description, je montrais un beau cas d'adénite, probablement tuberculeuse de ce même ganglion.—Enfin, lorsque je communiquai mes recherches au Congrès d'otologie et de laryngologie, nombre de membres reconnurent dans ces ganglions laryngés inférieurs la raison d'être d'un certain nombre de tumeurs, sur la nature et la pathogénie desquelles ils étaient demeurés jusqu'à ce jour hésitants.

PARIS. — IMP. V. GOUPY ET JOURDAN, RUE DE RENNES, 71.

40

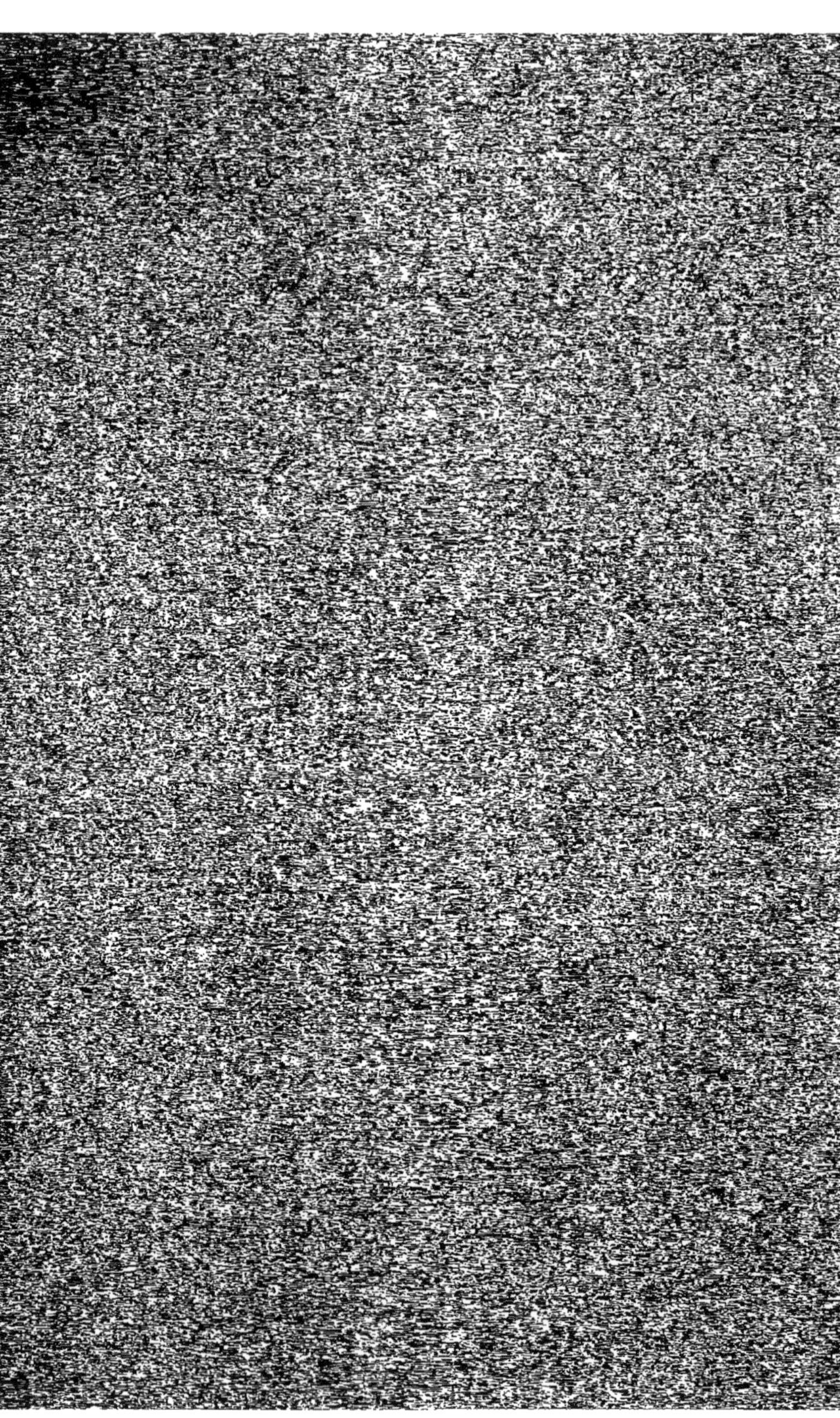

www.ingramcontent.com/pod-product-compliance
Ingram Content Group UK Ltd.
Pitfield, Milton Keynes, MK11 3LW, UK
UKHW012313240726
13966UKWH00005B/1841